その歯の保存をあきらめない
エンドペリオ病変はこう治す！

著
木村 文彦
神成 貴夫
篠田 和明
和田 恵

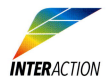

序

　日々診療をしていて、「この歯は残せるのだろうか」、「残すとしたら、どのようにアプローチしていったらいいのだろうか」と迷う症例は少なくない。

　診査・診断の第一歩として、われわれ歯科医師は日常的に歯周ポケットの測定、エックス線写真撮影を行うが、

● 歯周ポケットが深ければペリオ

● 根尖病巣があればエンド

と、分けて考えてしまうことが多い。

　しかし、炎症の波及していく経路は同じ1本の歯のつながった組織であることを考えると、それぞれの領域は互いに影響しあっていると考えられる。

　この2つの分野はそれぞれ治療法は確立しているが、歯周ポケットが深く根尖病巣と繋がってしまっているような、いわゆるエンドペリオ病変に関しては、治療の手順があまり明確化されていないのが現状である。

　一見ホープレスに思えるような歯を保存するためにはどうすればよいか？

　本書は、そんなエンドペリオ病変にフォーカスを当て、普段エンドとペリオの両方に携わっている筆者らが会合を重ね、日頃ベーシックにしていることをディスカッションし、まとめたものである。

　本書を読まれた読者諸氏が、日々の臨床のなかで、1本でも多くの歯を「保存してみよう」と思えるようなきっかけとなれば幸いである。

　なお、普段よりエンド治療をご指導いただいている吉岡隆知先生、歯周治療をご指導いただいている二階堂雅彦先生、EPIC主宰の清水宏康先生、普段クリニックを支えてくれているスタッフに厚く御礼申し上げたい。

2019年7月

執筆者代表　木村文彦

Special thanks
Giulio Rasperini in Milano
Pierpaolo Cortellini in Firenze

CONTENTS

序 3
著者紹介 6

Front Atlas
エンドペリオ病変はここまで治癒できる 7

Chapter 1
エンドペリオ病変はどのような疾患なのか？ 17

［Chapter 1-1］　エンドペリオ病変とは？ 18
［Chapter 1-2］　エンドペリオ病変に関する研究の歴史的経緯 20
［Chapter 1-3］　エンドペリオ病変の治癒率 22
［Chapter 1-4］　エンドペリオ病変の分類（Simonの分類） 24
［Chapter 1-5］　歯周病の新分類におけるエンドペリオ病変 32

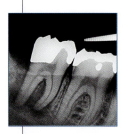 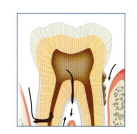 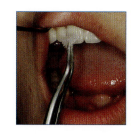 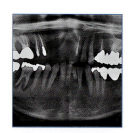

Chapter 2
エンドペリオ病変の治療戦略 35

Chapter 3
症例から学ぶエンドペリオ病変の治療戦略 47

［Case 1］ Primary Endo、Primary Perio、True Combinedの複合的な症例 48
［Case 2］ #36遠心根に大きな骨吸収像を認めるPrimary Endoか
　　　　　 Primary Perioか判断の難しい症例 62
［Case 3］ Perioが疑われたが、Primary Endoだった症例 68
［Case 4］ 咬合性外傷によるPrimary Endoが疑われる症例 76
［Case 5］ 歯根破折も疑われるが、Primary Endoだった症例 82

参考文献 87

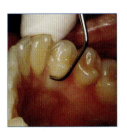
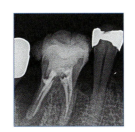
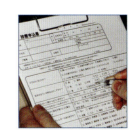
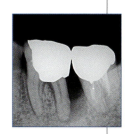

著者紹介

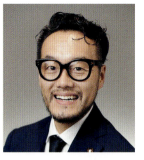

木村 文彦　きむら ふみひこ

2002年　東京医科歯科大学歯学部卒業
2009年　神奈川県横須賀市にて、One Love Dental Clinic 開院
2015年　医療法人社団Zion 理事長 就任
2016年　神奈川県横須賀市にて、All Smile Dental Clinic 開院

【所属学会】
日本歯周病学会、日本臨床歯周病学会、日本歯内療法学会
American Academy of Periodontology

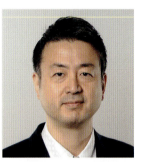

神成 貴夫　かんなり たかお

2000年　東京歯科大学卒業
2002年　東京都江東区にて、あおぞら歯科開院

【所属学会】
日本臨床歯周病学会（認定医、歯周インプラント認定医）
American Academy of Periodontology
−2018年 第104回AAP JACP/JSPポスターセッション 優秀賞受賞

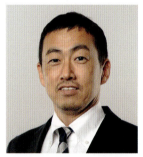

篠田 和明　しのだ かづあき

2002年　昭和大学卒業
2008年　千葉県市川市にて、オハナデンタルクリニック開院

【所属学会】
日本臨床歯周病学会、日本歯周病学会、日本顕微鏡歯科学会

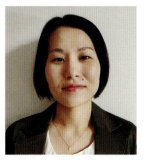

和田 恵　わだ けい

2009年　昭和大学歯学部卒業
2014年　東京医科歯科大学大学院歯学博士課程修了　博士（歯学）取得
　　　　東京医科歯科大学歯学部附属病院 医員
2018年　明海大学歯学部付属明海大学病院 歯内療法科 助教

【所属学会】
日本歯科保存学会認定医、日本外傷歯学会認定医、
日本歯内療法学会所属

Front Atlas

エンドペリオ病変は
ここまで治癒できる

ここで紹介する症例は、従来であれば「抜歯」という診断をされてしまうような歯である。
しかし筆者らが治療を行うことで、保存することができた。
本書で取り上げるエンドペリオ病変に対する
基本的かつスタンダードな治療ステップを踏めば、
歯科医療がより多くの歯を保存し患者利益に貢献できることを、
誰もが実感することと思う。

#23 遠心の大きな骨吸収像

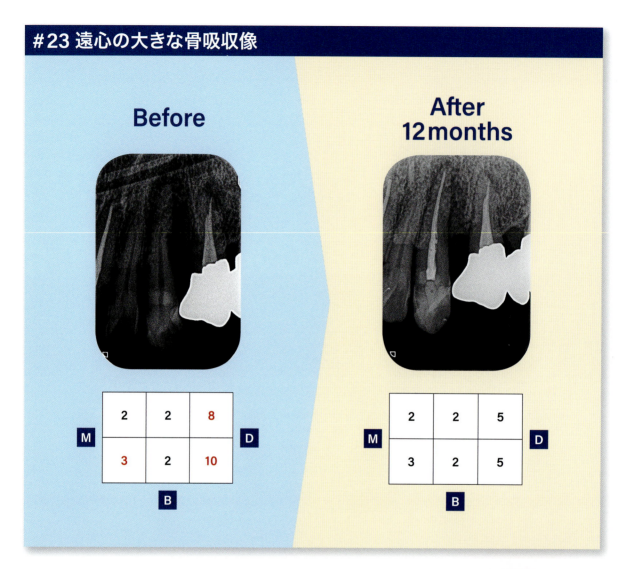

患歯は遠心に深いポケットを有し、バイタルテストはマイナスであった。慢性根尖性歯周炎と診断し、ラバーダム、マイクロスコープ下でのエンド治療を行った。

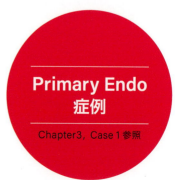

Primary Endo
症例

Chapter3, Case 1 参照

#46 遠心の大きな骨吸収像

Before

After 12 months

M	11	2	3	D
	9	2	4	

B

M	3	2	3	D
	3	2	2	

B

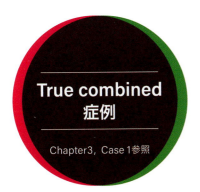

True combined 症例

Chapter3, Case 1参照

患歯は遠心から中隔部にかけての深いポケットを有し、バイタルテストはマイナスであった。慢性根尖性歯周炎と診断し、ラバーダム、マイクロスコープ下でのエンド治療を行い、6か月間の経過観察後、再生療法を行った。

#33 近心の大きな骨吸収像

Before

M	2	2	8	D
	9	2	2	

B

After 6 months

M	2	2	2	D
	4	2	2	

B

患歯は軽度の動揺を示し、バイタルテストはプラスであった。限局性の歯周炎と診断し、エムドゲイン®、骨補填材を用いた再生治療を行った。

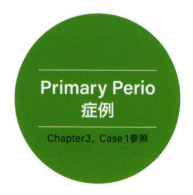

Primary Perio 症例

Chapter3, Case 1参照

#46 遠心の大きな骨吸収像

Before

After 12 months

D				M
	7	7	4	
	8	10	5	

B

D				M
	4	4	3	
	4	4	3	

B

Primary Endo 症例

　#46の動揺を主訴に来院。バイタルテストはマイナスであった。Primary Endoによる歯髄壊死ならびに根尖性歯周炎と診断し、通法どおりのエンド療法を行った。#46の動揺とポケットは改善したが、術後12か月時のエックス線写真では歯髄の保存を試みた#45の根尖部に透過像が見られるようになってきた。今後、エンド治療を行っていく予定である。

#46 近心根の大きな骨吸収像

Before

4	7	4
4	8	5

D ― M
B

After 6 months

3	3	3
3	4	3

D ― M
B

　右下が腫れるとの主訴で来院。#46は動揺を認めバイタルテストもマイナスであったことから、主訴の原因は#46の歯髄壊死ならびに根尖性歯周炎（Primary Endo）と診断した。患者と相談の結果、#46の治療から行い、#46の動揺とポケットは改善した（途中来院が途絶えたため、その後#47の治療を再開した）。

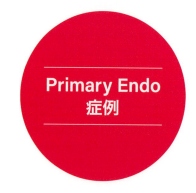

Primary Endo
症例

＃47 根尖部の大きな骨吸収像

Before

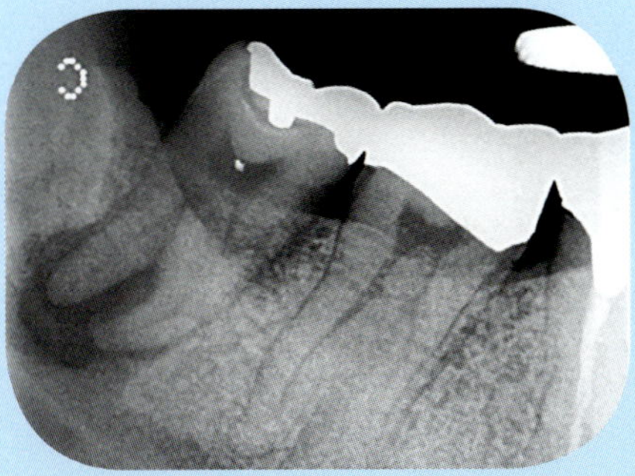

After 12 months

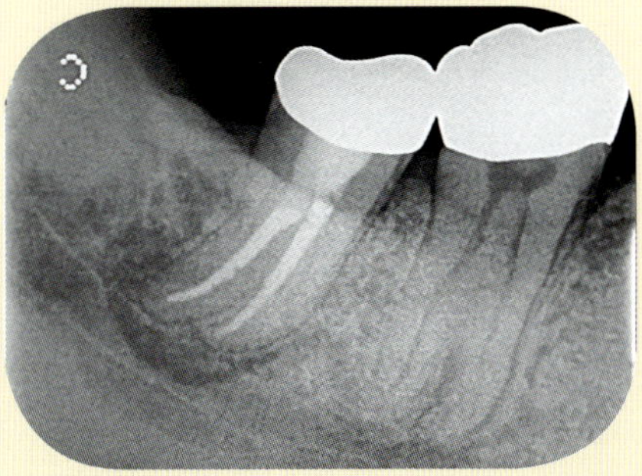

D			M
5	7	4	
6	10	5	

B

D			M
3	3	3	
3	3	3	

B

Primary Endo 症例

　＃47の動揺を主訴に来院。動揺度Ⅱ度、バイタルテストもマイナスであったことから、Primary Endoによる歯髄壊死と根尖性歯周炎と診断した。通法のエンド治療の結果、動揺、ポケットともに正常に回復した。

#47 根尖部の大きな骨吸収像

Before

After 12 months

D	10	7	6	M
	10	10	7	

B

D	3	3	3	M
	4	3	3	

B

　#47の動揺を主訴に来院。動揺度Ⅱ度、バイタルテストもマイナスであったことから、Primary Endoによる歯髄壊死ならびに根尖性歯周炎と診断し、通法どおりエンド治療から開始した。12か月後、動揺ならびにポケットは回復した。

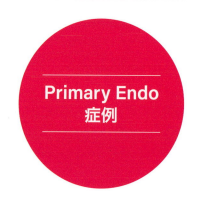

Primary Endo
症例

#47 根尖部の大きな骨吸収像

Before

After 6months

D	9	7	4	M
	10	10	5	

B

D	4	4	3	M
	4	3	3	

B

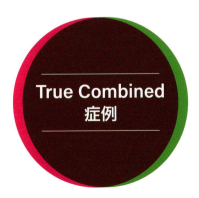

True Combined 症例

#47の違和感ならびに腫脹を主訴に来院。動揺度1度、バイタルテスト（冷刺激・温刺激）はマイナスであった。原発不明の根尖性歯周炎と診断し、まずはエンド治療を行い、その後歯周治療として、第三大臼歯の抜歯と根尖周囲組織の掻爬を行った。6か月後には動揺や症状もなくなり、エックス線写真でも骨の回復が見られた。

これらの症例のような大きな骨吸収を呈するエンドペリオ病変に対し、どう立ち向かっていけばよいのだろうか？
　まずはエンドペリオ病変について、正しい知識を持つことが第一である。

Chapter 1

エンドペリオ病変は
どのような疾患
なのか？

Chapter 1-1

エンドペリオ病変とは？

　エンドペリオ病変とは、**歯周、歯内各領域の疾患が、互いの領域に波及したもの**とされる（日本歯周病学会編．歯周病の診断と治療の指針2007．より）。

　辺縁歯周組織と根尖歯周組織は解剖学的に近接しているため、互いの領域に疾患の影響が及びやすく、

● **辺縁歯周組織の異常は根管側枝や根尖孔を介して歯髄に**

● **歯髄側からの病変は根管側枝や髄管、根尖孔を介して辺縁歯周組織に**

影響を及ぼすことがある。

POINT

エンドペリオ病変には、

● **辺縁歯周組織の異常が、根管側枝や根尖孔を介して歯髄に影響を与えるもの**

● **歯髄側からの病変が、根管側枝や髄管、根尖孔を介して辺縁歯周組織に影響を与えるもの**

がある。

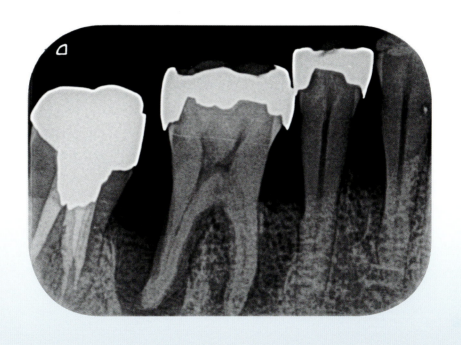

Chapter 1-2

エンドペリオ病変に関する研究の歴史的経緯

　歯周病の歯髄への影響がはじめて報告されたのは、1918年のTurnerとDrew[1]によってであった。彼らは排膿を伴う歯周の状態は歯髄に線維化や石灰化などの変性を引き起こすことを明らかにした。

　その後、1963年のSeltzerら[2]により、歯周病によって抜去された85本の歯のうち94%に歯髄の萎縮や壊死など何らかの変性が見られたことが報告され（**図1-1**）、同様の結果が1973年のSinaiとSoltanoff[3]、1977年のSharp[4]の研究によっても明らかになっている。

　しかし、一部これを否定する説もあり、Bergenholtz[5]やHattler[6]は、白色ラットの歯周疾患に罹患した75本の歯では歯周病変が歯髄に与えた影響はまったくないか最小限であったと報告した。また、1974年のLangeland[7]らによれば、歯周疾患で抜去された歯の歯髄の変性でもっとも顕著だったのは石灰化であり、主根管が決定的なダメージを受けないかぎりは歯髄全体としては炎症に屈服せず、活性を保つことが明らかになっている。

POINT

エンドペリオ病変の研究を紐解くと、
- 歯周病により歯髄の線維化や石灰化、萎縮、壊死などが見られるという説
- 歯周病は歯髄には影響を与えないか最小限であるという説

がある。

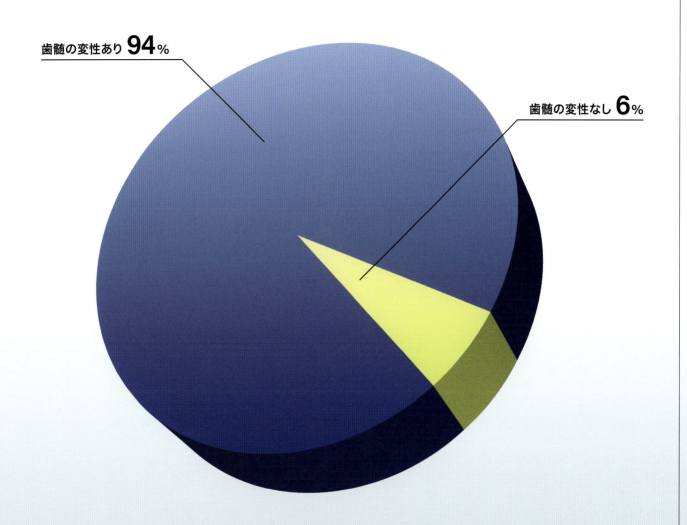

図1-1　歯周病によって抜去された歯に見られた歯髄の変性の割合
Seltzerら[2]の研究によると、歯周病によって抜去された85本の歯のうち94%が歯髄の萎縮や壊死など何らかの変性が見られたことが報告されている。

Chapter 1-3

エンドペリオ病変の治癒率

　Schmidtらによって2014年に書かれたシステマティックレビュー[8]によると、エンドペリオ病変治療後の歯の喪失率は0〜27%であり、エンド治療後の残存ポケットは平均2.31mmだったことが確認されている（**表1-1**）。これは**73〜100%の保存成功率**と言い換えることができ、**エンドペリオ病変は治療する価値がある**ことがわかる。

POINT

システマティックレビューによると、エンドペリオ病変の治癒率は73〜100％であり、治療する価値があることがわかる。

表1-1　エンドペリオ病変治療後のポケットの減少（mm）

研究	ベースライン	6か月後	ベースライン	12か月後
Hassanら, 1986	14.29	6.13		
Liら, 2012	6.01	4.34		
Ratka-Krugerら, 2000	11.3	3.1	11.3	2.2
Sun & Liu, 2009	6.62	2.83	6.62	2.42
平均	9.55	4.09	8.96	2.31

Europerio 9 Amsterdamより

Schmidtら[8]のシステマティックレビューでは、1981年〜2012年までの1,087本の臨床研究と症例報告から111歯を抽出し研究を行った。歯の喪失率は0〜27％であり、エンド治療後の残存ポケットは平均2.31mmであったことが示された（注：数値は単純平均による）。

Chapter 1-4

エンドペリオ病変の分類（Simonの分類）

エンドペリオ病変のもっとも有名な分類に**Simonの分類**がある。この分類では、エンドペリオ病変の成因によって、

A.エンドから生じた病変（Primary Endo プライマリーエンド）
B.ペリオから生じた病変（Primary Perio プライマリーペリオ）
C.その両方が原因である病変（True Combined トゥルーコンバインド）

の３つに分類される。

ただし、臨床的にはA〜Cのどれに分類されるかわからないものも多い。

POINT

エンドペリオ病変のマイクロバイオロジー

エンドペリオ病変の細菌層に関しては、PCR法を用いた数少ない研究しかない[9〜11]。

それらによると、病巣にいるほとんどの細菌が*P. gigivalis*や*T. forsythus*、*Fusobacterium*といった通称Red ComplexやOrange Complexであり、**根管内や歯周ポケットに存在する菌層にエンドペリオ病変特有のものはなかった**とされている。

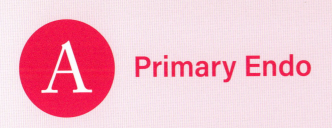
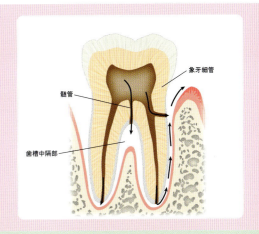

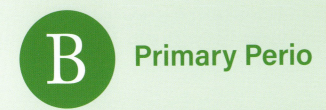
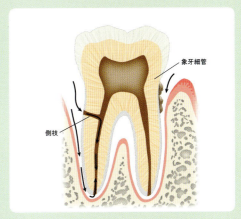

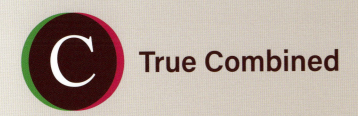
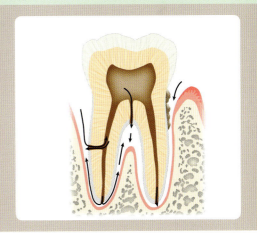

それぞれの詳細については次ページ以降で解説

Chapter 1-4

Simonの分類 A
Primary Endo

　Primary Endo とは、不適合補綴物のリーケージによる二次う蝕、過度な咬合力など何らかの歯髄に対する不可逆的なダメージにより歯髄が失活し、その炎症反応が象牙細管や髄管、根尖孔外より歯周ポケット内に波及していくものである（**図1-2**）。つまり、**エンドから始まった病変が次第に歯周組織を巻き込み、ペリオの様相を呈していくもので、Primary Endodontic Lesions with Secondary Periodontal Involvement** と称される。

　なお、歯槽中隔部は骨が薄いため、髄管を経由して波及する炎症は根尖を経由するものよりも早く波及しやすく、エックス線写真上では歯槽中隔部にあたかも歯周病の根分岐部病変のように見えることがあり、鑑別が重要である。

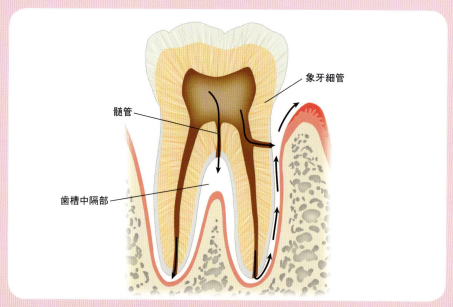

図1-2　Primary Endoのイメージ。
髄管の発生率は2～59％と報告されている[12, 13]。

典型的な Primary Endo

患歯の歯髄が失活した原因が見つかったら、Primary Endoを疑え！

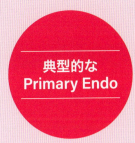

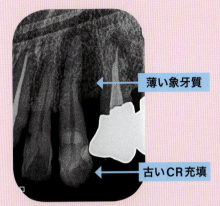

薄い象牙質

古いCR充填

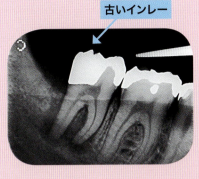

古いインレー

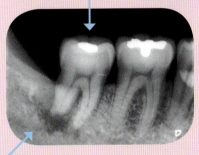

過度な咬合力

遠心根の吸収

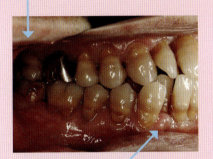

アンテリアガイダンスの不足

POINT

Primary Endoとは、
- エンドから始まった病変が次第に歯周組織を巻き込み、ペリオの様相を呈していくもの
- 歯槽中隔部は骨が薄いため、あたかもペリオの根分岐部病変のように見えることがある
- 歯髄が失活する原因が見つかった場合は、Primary Endoの可能性が高い

Chapter 1-4

Simonの分類 Ⓑ
Primary Perio

　Primary Perioとは、歯周ポケット内の細菌や炎症物質が、象牙細管や側枝などを通じて歯髄側へ感染し、歯髄に炎症が生じた状態である（**図1-3**）。つまり、**ペリオから始まった病変が歯髄にダメージを与え、後発してエンド病変ができていくもの**であり、**Primary Periodontal Lesions with Secondary Endodontic Involvement**と称される。歯周の状態が歯髄に影響を与えるというのは、フラップ手術やクラウンレングスニング、SRPなどの後にも起こる知覚過敏を見ても明らかである。また、天然歯には数多くの側枝が存在するが、この**側枝こそが炎症の波及のルートとなっている可能性**がある。De Deus[14]によると、1,140本の歯の27.4%に側枝が存在していたとされる。

　なお、病変が根尖を覆うようになると激痛を伴うことがある（上行性歯髄炎）。

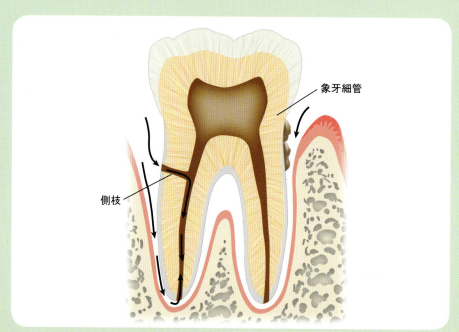

図1-3　Primary Perioのイメージ。

典型的な Primary Perio

多数歯がペリオに罹患していて、失活の原因が見当たらない場合は、Primary Perioを疑え！

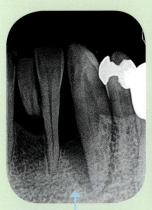

以前の治療の形跡なし

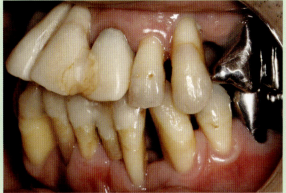

多数歯が歯周病に罹患

POINT

Primary Perioとは、
- ペリオから始まった病変が歯髄にダメージを与え、後発してエンド病変ができていくもの
- 全顎的にペリオに罹患しており、歯髄が失活する原因が見つからない場合は、Primary Perioの可能性が高い
- 下顎前歯では、SRPの後、象牙質が2mm以下になってしまうと、歯髄に影響を与えることが示唆されている[13]

Chapter 1-4

Simonの分類 C
True Combined

True Combinedとは、**う蝕、咬合性外傷などの何らかの原因で歯髄が失活しエンド病変がある状態で、かつペリオ病変も存在し、その2つが繋がったものである**（**図1-4**）。つまり、True Combinedでは**エンド病変とペリオ病変の両方を治療しないと病変は完治しない**と考えられる。

なお、髄管の発生率は2〜59％と前記したが（☞26ページ）、これが臼歯にTrue Combinedが多い原因とされている[15]。

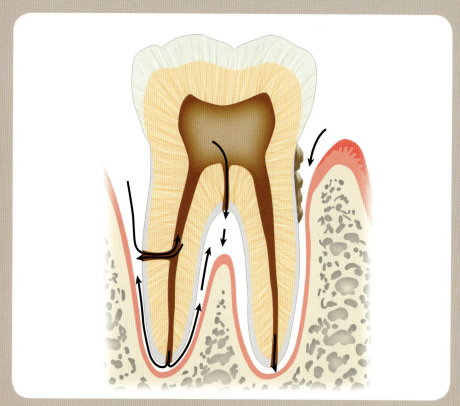

図1-4　True Combinedのイメージ。

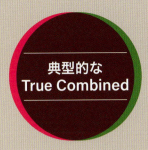
典型的な
True Combined

患歯の歯髄が失活していて、一口腔内で見た際にペリオのリスクが高い場合は、True Combinedを疑え！

強い咬合力

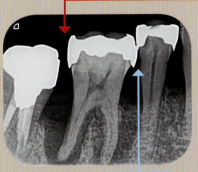
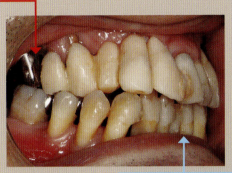

古い補綴物

長期間にわたるテンポラリークラウンによるアンテリアガイダンスの不足

古い補綴物

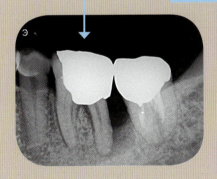
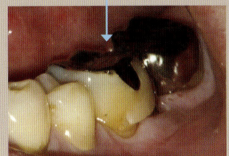

POINT

True Combinedとは、
- う蝕、咬合性外傷などの何らかの原因で歯髄が失活しエンド病変がある状態で、かつペリオ病変も存在し、その2つが繋がったもの
- エンド病変とペリオ病変の両方を治療しないと病変は完治しない

Chapter 1-5

歯周病の新分類における
エンドペリオ病変

   2018年、ヨーロッパ歯周病連盟（EFP）とアメリカ歯周病学会（AAP）にて**歯周病の新分類**が発表された[16]。

   エンドペリオ病変に関する前回の分類（1999年発表）から改訂された点としては、次のとおりである（**表1-2**）。

- **まず、「歯根にダメージのあるもの」と「ないもの」とに大きく分ける**
  - ☞これは、エンドとペリオの両方に及ぶ病変という大まかな捉えかたから、まずは外傷や歯根破折、医原性のパーフォレーションや外部吸収などを除外し、治療方針を分けて考えるため、とされている。
- **次に、その患者がペリオの患者かどうかを判断した上で、それぞれ歯周ポケットの形態（Narrow or Wide）および骨欠損の様式（1 surface of more than 1 surface）によってグレードを決定する**
  - ☞このグレードは、EFPとAAPが1999年より現在に至るまでコンセンサス会議などを重ねてきた、歯周外科における手技やバイオマテリアルの選択などの治療方針の選択指針から来ていると考えられる。

ＰＯＩＮＴ

新分類と従来のSimonの分類をどう考えるか？

   新分類において、ペリオであってもペリオでなくてもグレード（およびその後に来るべき治療）に差がないのは、**エンドペリオ病変の治療そのものがペリオであってもペリオでなくても流れに変わりはないからであり、これはコンベンショナルなSimonの分類から考えられた本書掲載の治療のフローチャート（Chapter 2）とも一致する**ところである。

**表1-2　EFPとAAOによる2017 World Workshopにて示された
歯周病の新分類におけるエンドペリオ病変**

歯根にダメージのある エンドペリオ病変	歯根破折やクラック	
	パーフォレーション	
	外部吸収	
歯根にダメージのない エンドペリオ病変	ペリオ患者の エンドペリオ病変	**グレード1―狭く深いポケット** （1歯面に限局している）
		グレード2―広く深いポケット （1歯面に限局している）
		グレード3―深いポケット （2歯面以上に及ぶ）
	ペリオではない患者の エンドペリオ病変	**グレード1―狭く深いポケット** （1歯面に限局している）
		グレード2―広く深いポケット （1歯面に限局している）
		グレード3―深いポケット （2歯面以上に及ぶ）

エンドペリオ病変はその成立過程により分類できるが、臨床的にはエンドが最初かペリオが最初かを見極めるのは難しく、治療したことによりどちらが原因だったかがわかることも少なくない。

　しかし原因を予想しておくことは、その後の治療計画の立案や患者に対する説明に大きく役に立つ。

　Chapter 2では、目の前のエンドペリオ病変に対する治療ステップと着眼ポイントを示す。

Chapter 2

エンドペリオ病変の
治療戦略

Step 1

バイタルテストを行う

　エンドペリオ病変においてもっとも重要なことの１つは、**歯髄の生死の判定**である。シンプルに考えればバイタルテストがプラスであれば単なるペリオ病変と診断できるが、**マイナスもしくはきわめてマイナスに近い場合はその骨吸収像はエンド病変を含むものと診断できる。**

　治療方針を定めるためにも、高度な骨吸収像を呈する患者が来院した際は、まずは患歯のバイタルテストを行うことを推奨する。

バイタルテストは、いくつかの方法を組み合わせて行う

　エンドペリオ治療はもとより、エンド治療においては、バイタルテスト（歯髄診断）に基づく治療方針の意思決定が重要である。バイタルテストには電気診や温度診などがあるが、それぞれの特性を理解して組み合わせて行い、問診結果と合わせて総合的に判断したい。

【電気診】歯髄の健康度をみるものではなく、修復物の有無や歯種によって反応が異なることから、診断的価値はそれほど高くはない。

【冷刺激】電気診と同様であるが、歯髄内の温度変化を起こしてその反応をみる。

【温刺激】冷刺激に比べて、歯髄の炎症状態に深く関わっており、C線維の興奮度を判断する材料になる。

【問診】不可逆性歯髄炎では、痛みの既往が根管治療を行うか否かの重要な判断項目である。

電気診
- 感度71%
- 特異度92%

打診・温度診・触診
- 感度80%
- 特異度30%程度（歯髄炎を見逃す可能性大）

問診
- 感度65%
- 特異度76%

これらを総合判断することで、感度・特異度は90%に向上[17]する！

鑑別診断 Flowchart

高度な骨吸収像を
呈する患者来院

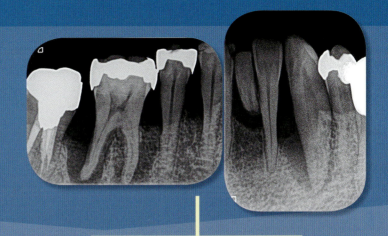

Step 1

バイタルテスト

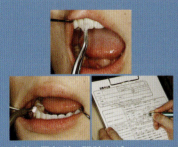

冷診・電気診・問診など

−　エンドペリオ病変の可能性あり

＋　歯周病由来の骨吸収

Step 2
歯髄が失活しそうな理由を考察する

　バイタルテストの結果がマイナスの場合はエンドペリオ病変と診断するわけだが、Primary Endoと診断するのか、Primary Perioと診断するのかによって、その後の治療戦略が異なる。
　両者を見極めるために、**デンタルエックス線写真や、可能であればCT（図2-1）を精査し、歯髄が失活しそうな理由を考察する**ことが次のステップである。**失活しそうな理由が見つかった場合はPrimary Endoを疑う**ことができる。
　一方、**歯髄が失活しそうな原因が見つからず、また他の歯もペリオに罹患している場合はPrimary Perioを疑う**ことができる。

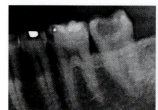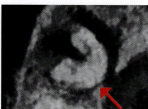

図2-1 パノラマエックス線写真では問題なさそうだが、CTでは破折線が見つかった例。

歯髄が失活しそうな理由には何がある?

　歯髄が失活しそうな原因としては、
- **歯髄に近接するような深い補綴物**
- **慢性的なう蝕**
- **補綴物と歯質とのあいだのマイクロリーケージ**

などが考えられる。また、補綴治療の形跡がなくても知覚過敏や過度の咬合力（☞74ページ参照）などによっても引き起こされることがあるので、注意を要する。

| エンドペリオ病変の可能性あり | 歯周病由来の骨吸収 |

Step 2-1
失活しそうな原因は？

原因発見！

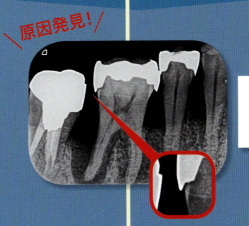

見つからず

Step 2-2
他の歯の状況は？

多数歯がペリオに罹患している

| Primary Endo の可能性あり | Primary Perio の可能性あり |

Step 3-1 Primary Endoが疑われる場合

エンド治療を行う

Primary Endoが疑われる場合は、まずエンド治療を行う。歯周基本治療を並行して進めていく場合、Primary Endoが疑われるような症例であれば、**SRPなどの歯肉縁下の歯周基本治療（ディープスケーリング）はエンド治療の後でもよい**と思われる。これは、エンド病変が理由で付着の弱まっている仮性ポケット内の深い部分には健全セメント質があり、これを早期のSRPにより取り去ってしてしまうことがあるからである。

エンド治療終了後、3〜6か月でエックス線写真撮影とプロービングを行い、再評価する。

エンド治療はマイクロスコープを用い、拡大視野下で行う

　エンド治療の治療の成否を分けるもっとも重要なことの1つは、そのエンドが初回治療（Initial）か再根管治療（Retreatment）かということである。これは、再根管治療では破折のリスクが高まるからである。どちらにおいても、ルーペやマイクロスコープを用いた拡大視野下で行うことが望ましい。
- **初回治療：完全にデブリを除去し、無菌化をはかり、MB2などの副根管の見落としにも注意する**
- **再根管治療：古い根管充填材を除去し、破折線がないかなどをくまなくチェックする**
ことが大切である。

| Primary Endo の可能性あり | Primary Perio の可能性あり |

Step 3-1
エンド治療

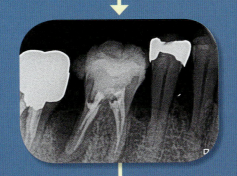

3〜6か月後再評価

- デンタルエックス線写真撮影
- プロービング

Step 3-2　Primary Perioが疑われる場合

エンド治療＋歯周基本治療を行う

　Primary Perioが疑われる場合においても、歯髄が失活していればエンド治療をまず行うが、エンド治療と並行して全顎的な歯周基本治療を行うことも少なくない。Primary Perioではポケット深部のセメント質は汚染されているため、**基本的には最深部まできちんとSRPを行う必要がある**と考えられる。

　ただし、エンドペリオ病変に対して歯周基本治療を行う際は、**キュレットをそっとポケット内に挿入し、当たったところからより深いところには入れず、掻き上げるモーションのみで行う**（図2-2）。

エンドペリオ病変における非外科処置時の注意点

　エンドペリオ病変での歯周基本治療（非外科処置）は、エンド病変由来の仮性ポケットでポケットが深くなっている場合や、エンド治療後3～6か月後はエンド治療による治癒が期待できることがあるため、SRPを行う場合、キュレットは歯周ポケットにそっと挿入し、当たったところから深いところには入れず、掻き上げるモーションのみで行う。

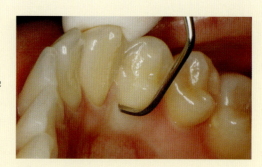

図2-2
エンドペリオ病変におけるキュレットでのSRPは、掻き上げるモーションのみとする。

Primary Endo
の可能性あり

Primary Perio
の可能性あり

Step 3-2

エンド治療
＋
歯周基本治療

エンド治療と並行して全顎的な歯周基本治療

3～6か月後
再評価

● デンタルエックス線写真撮影
● プロービング

Step 4　再評価で治療効果を認めない場合

あらためて
歯周治療計画を立てる

　再評価の結果、プロービング値が

● **4mm以下→非外科で対応可能（メインテナンスに移行）**

● **5mm以上→再生治療などの歯周外科を検討**

する。

　なお筆者らは、**歯周外科など外科処置を行う際は、3～6か月間程度の移行期間を設ける**ようにしている。

なぜ3～6か月間の移行期間が必要か?

　「歯周外科に移行する期間はどれくらいが理想的か?」に関しては、議論をする余地の残るところである。

　Perlmutterら[18]が1987年に行った4匹のマントヒヒの実験によると、エンド治療は歯周外科の2.5か月前であれば影響がないことを示唆している。また、de Mirandaら[19]が2013年に行った60人の根分岐部病変2度を伴う大臼歯に関してのリサーチによると、エンド治療から歯周外科まで6か月以上の期間があいていれば歯周組織に影響をないことが示唆されている。

　これらから、移行期間として3～6か月間程度が妥当と筆者らは考えている。

> 3〜6か月後
> 再評価

- デンタルエックス線写真撮影
- プロービング

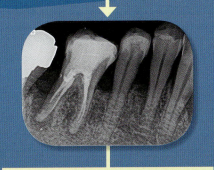

| PPD 4mm以下 | PPD 5mm以上 |

Step 4
あらためて歯周治療

- 非外科処置による歯周治療
- メインテナンス

- 外科処置を含む歯周治療
- 再生治療

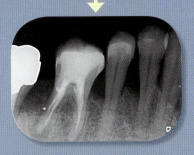

次ページに一連のフローチャートをまとめたものを掲載

鑑別診断Flowchart （まとめ）

高度な骨吸収像を呈する
患者来院

Step 1

バイタルテスト

− | **+**

エンドペリオ病変の可能性あり | 歯周病由来の骨吸収

\ 原因発見！ /

Step 2-1

失活しそうな原因は？ | 見つからず

Step 2-2

他の歯の状況は？ | 多数歯がペリオに罹患している

Step 3-1

エンド治療

Primary Endoの可能性あり | Primary Perioの可能性あり

Step 3-2

エンド治療 ＋
歯周基本治療 | エンド治療と並行して
全顎的な歯周基本治療

3〜6か月後再評価

● デンタルエックス線写真撮影　● プロービング

PPD 4mm以下 | PPD 5mm以上

Step 4

あらためて歯周治療

● 非外科処置による歯周治療
● メインテナンス | ● 外科処置を含む歯周治療
● 再生治療

Chapter 3

症例から学ぶ
エンドペリオ病変の
治療戦略

Case 1

Primary Endo、Primary Perio、True Combinedの複合的な症例

年齢・性別	41歳・男性
主訴	左下の歯肉が腫れ、顎まで痛い
歯科既往歴	1年前まで他院で歯周病の治療をしていた（TeKならびにスーパーボンド固定あり）
全身疾患	特記事項なし

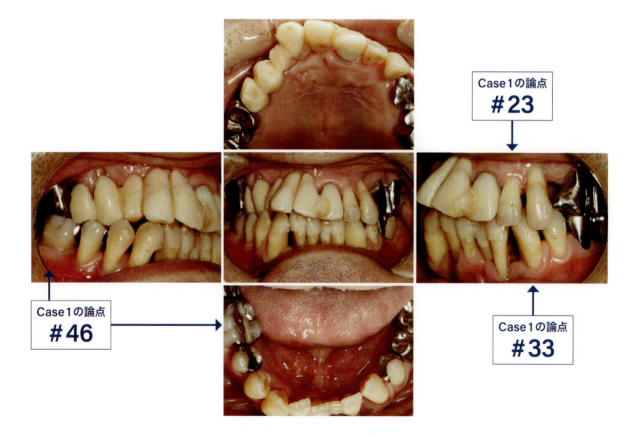

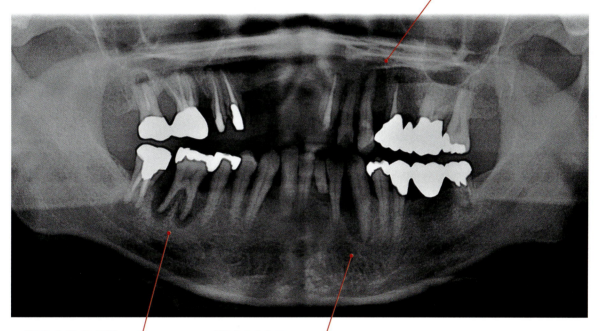

根尖に迫る大きな骨吸収

根尖を取り囲む大きな骨吸収像

根尖に迫る大きな骨吸収

この3歯の骨吸収は、
Endo由来（Primary Endo）？
Perio由来（Primary Perio）？

#23は
Endo由来？
Perio由来？

#23

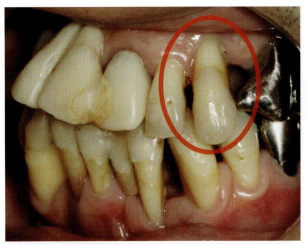

来院時の患歯はペリオによるフレアアウトが見られる。

Step 1

バイタルテストは？

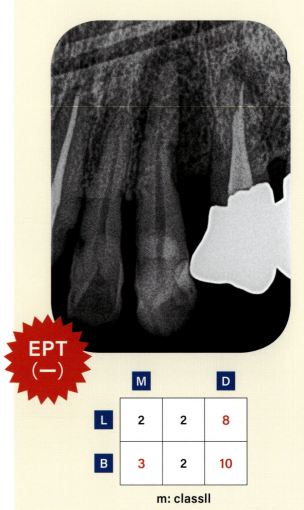

EPT（−）

	M		D
L	2	2	8
B	3	2	10

m: classII

- バイタルテストの結果はEPT（−）
- デンタルエックス線写真像と一致するように深いポケットが確認できる

Step 2

失活しそうな原因は？

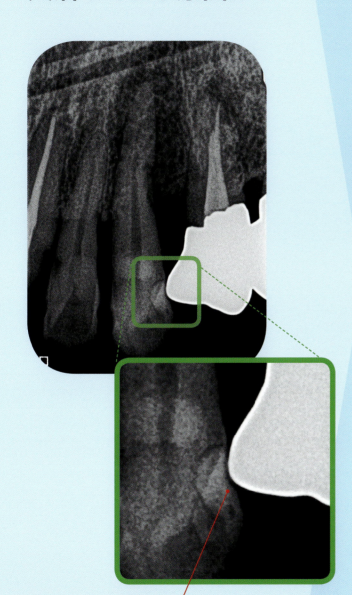

遠心隣接面に古いCR充填と二次う蝕病変を認めた！

#23の診断

- 失活している。
- 古い充填物辺縁からの二次う蝕が見られる。

根管：歯髄壊死
根尖：慢性根尖性歯周炎

Primary Endo症例
として、
エンド治療から
行っていく

エンド治療の流れ

#23	自発痛	圧痛	打診	治療内容
12/16/2015	ー	ー	ー	EPT（ー） Sinus Tract（ー）
1/27/2016	ー	ー	ー	アクセスキャビティー RD　RCT ▶ #35 25mmで根管形成 NaOClにて根管洗浄 $Ca(OH)_2$貼薬 キャビトン仮封
2/3/2016	ー	ー	ー	RD　RCF ▶ #35 25mm 　AHplus CWCT

Step 3-1

エンド治療の実施

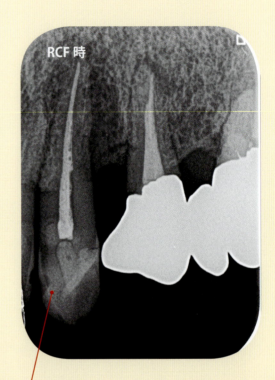

テーパー良好。エックス線写真上で過不足のない根充が確認できた

再評価

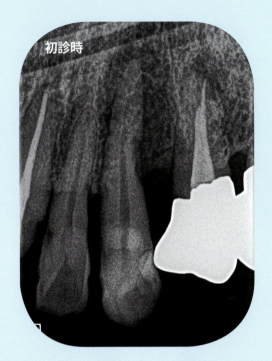

初診時

	M		D
L	2	2	**8**
B	**3**	2	**10**

m: classII

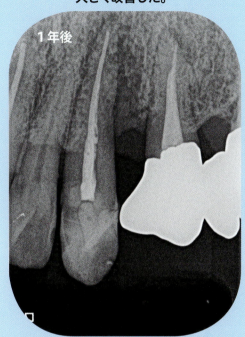

エックス線的にも、プロービング値も大きく改善した。

1年後

	M		D
L	2	2	5
B	3	2	5

m: classII

Finish!

#23はエンド治療主体で治療効果を確認！

#46は
Endo由来？
Perio由来？

#46

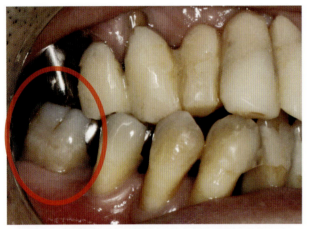

来院時の患歯は、咬合時および側方運動時の干渉が強く、若干の動揺が見られた。

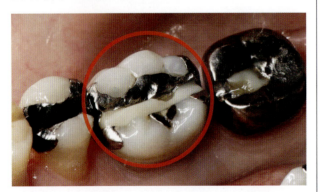

咬合面には、スプリントをした痕跡（今は破断してしまっている）がある。咬合力も強そう？

Step 1

バイタルテストは？

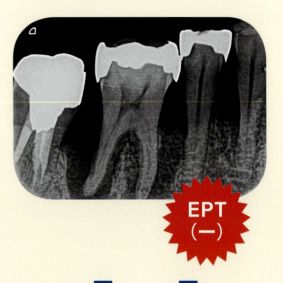

EPT（－）

	D		M
L	11	2	3
B	9	2	4

- デバイタルテストの結果はEPT（－）。
- デンタルエックス線写真像と一致するように深いポケットが確認できる。

Step 2

失活しそうな原因は？

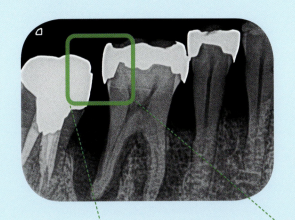

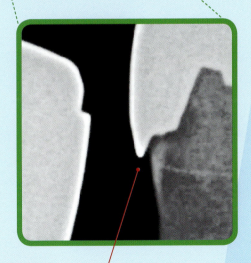

遠心隣接面に
う蝕病変を認めた！

#46の診断

- 失活している。
- 遠心のメタルインレー下に二次う蝕が見られる。

根管：歯髄壊死
根尖：慢性根尖性歯周炎

Primary Endo症例として、
エンド治療から行っていく

エンド治療の流れ

#46	自発痛	圧痛	打診	治療内容
12/16/2015	−	−	−	EPT（−） Sinus Tract（−）
2/10/2016	−	−	−	アクセスキャビティー RD　RCT ▶MB、ML根：根管形成 NaOClにて根管洗浄 Ca(OH)$_2$貼薬 キャビトン仮封
3/23/2016	−	−	−	RD　RCF ▶DB、DL根：根管形成 NaOClにて根管洗浄 Ca(OH)$_2$貼薬 キャビトン仮封
4/20/2016	−	−	−	RD　RCF　MAF ▶MB根：#30 19mm ▶ML根：#30 19mm ▶DB根：#35 17mm ▶DL根：#35 15mm

Step 3-1
エンド治療の実施

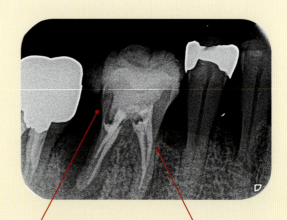

根管内に破折などは認められなかった

根管は4根管だった！

再評価

術後1年の評価では、思ったよりも改善を認めず！

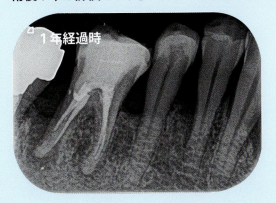

1年経過時

	D		M
L	9	2	3
B	**6**	2	2

Step 4

追加処置としての再生治療

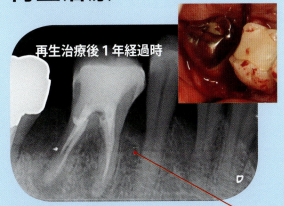

再生治療後1年経過時

	D		M
L	3	2	3
B	3	2	2

再生治療の功を奏し改善！

Finish!

#46はTrue Combinedであった！

#33は Endo由来？Perio由来？

#33

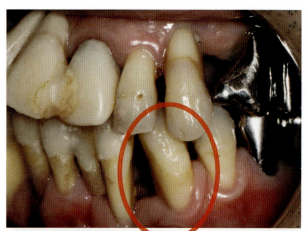

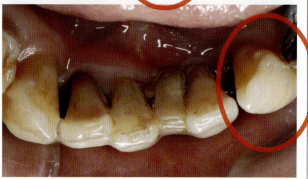

来院時の近心に深いポケットを認める。

Step 1

バイタルテストは？

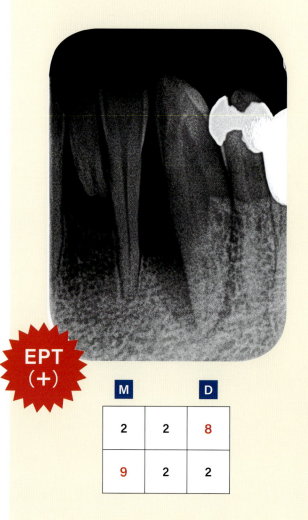

EPT（+）

M		D
2	2	8
9	2	2

● デバイタルテストの結果はEPT（+）。

再生治療

エンド治療は行わず、再生治療に移行。

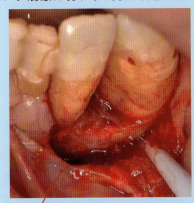

3壁性の骨欠損を認める

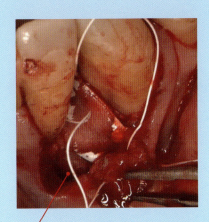

Emdogain® + Bio-Oss® + Bio-Gide®

#33の診断

- バイタルテストは＋である。
- 対合や隣在歯なども挺出が見られ、歯周病リスクが高い。

重度歯周炎

Primary Perio症例として、**歯周基本治療**の後、**再生治療**を行う

再評価

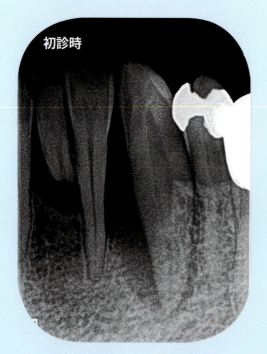

初診時

	M		D
L	2	2	2
B	9	2	2

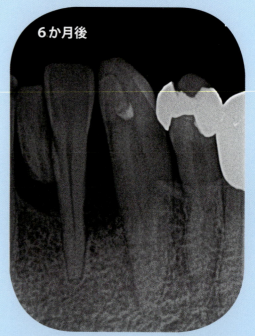

再生治療が功を奏し、6か月後には大きく改善した。

6か月後

	M		D
L	2	2	2
B	4	2	2

Finish!

#33は歯周治療のみで治療効果を確認!

Case 1 の考察

　Case 1 は41 歳という若さながら、重度の歯周病に罹患しているケースであった。エックス線写真を一見しただけではHopelessと診断されてしまいそうな歯が何本もあった。

　今回取り上げた3歯も、病因を考えると、Primary Endo、Primary Perio、True Combinedと、その成り立ちはさまざまであり、対処法もそれぞれである。しかし考えを整理し、Chapter 2のフローチャートに基づいて治療を行っていけば、どの歯もよい結果を残すことができた。

　今後も再発しないよう注意深く経過を見ていくことが重要と考えられるが、「抜かなければいけない」と思っていた歯を残すことができたという喜びを患者と分かち合えれば、その後のSPT（Supportive Periodontal Therapy）につなげることはさほど難しくないと感じられる。

Case 2

#36遠心根に大きな骨吸収像を認めるPrimary EndoかPrimary Perioか判断の難しい症例

年齢・性別	50歳・男性
主訴	左下の歯肉が腫れている
歯科既往歴	他医院で外科的な治療を受けた経験がある
全身疾患	特記事項なし

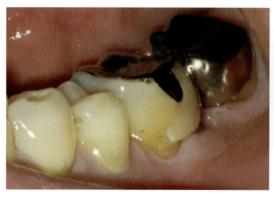
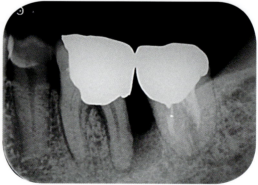

Step 1

バイタルテストは？

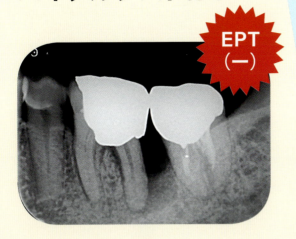

EPT（−）

	L	
3	8	10
3	7	11

M　　　　　　　D
　　　　B

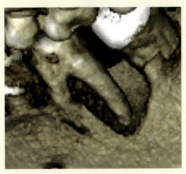

- デバイタルテストの結果はEPT（−）。
- CT画像では根を取り囲むような大きな骨吸収を認める。

Step 2

失活しそうな原因は？

不適合補綴物による深いう蝕があるのかもしれない。

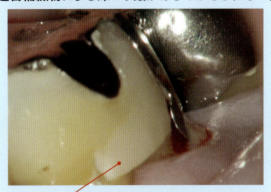

不適合補綴物の存在

#46の診断

- 何度か治療している。
- 以前から食片圧入があった。
- 深いう蝕、不適合補綴物が存在する。

根管：歯髄壊死
根尖：慢性根尖性歯周炎

EPT（−）のため、エンド治療から行っていく

Step 3-1

エンド治療の実施

通法に従いエンド治療を実施した。

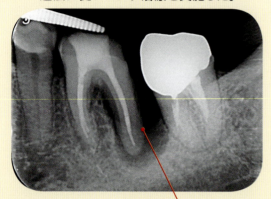

治療中は、う蝕や破折を認めず

再評価

エンド治療にもかかわらず、排膿が止まらなかった。

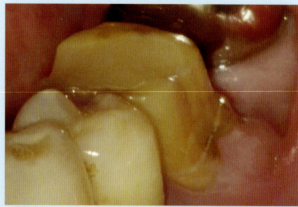

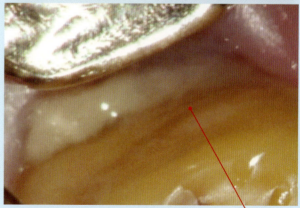

止まらぬ排膿

Primary Perio症例として、**再生治療**に移行を検討

Step 4
再治療としての再生治療

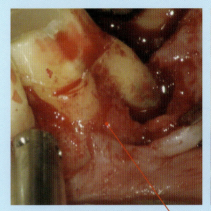
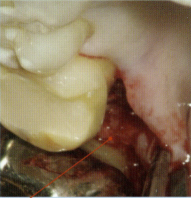
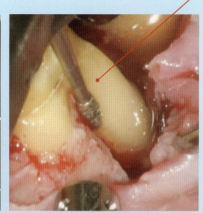

徹底したデブライドメントで歯石や不良肉芽を除去する

歯石や不良肉芽

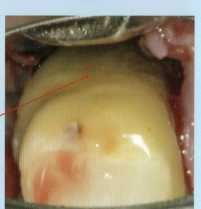

デブライドメントにより滑沢化された根面

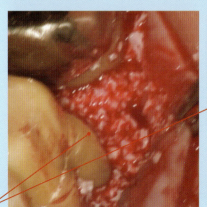
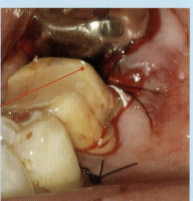

Bio-Oss®を填入後、Cytoplast®にて保護し縫合

再生治療後、排膿は見られなくなり、骨の再生も確認した。

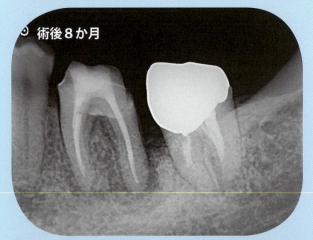
術後8か月

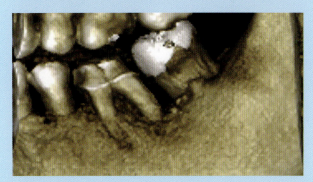

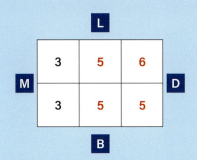

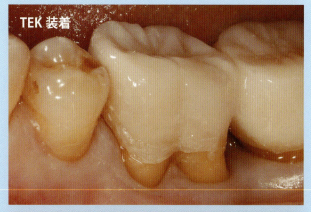
TEK装着

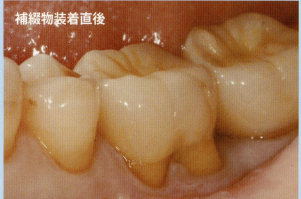
補綴物装着直後

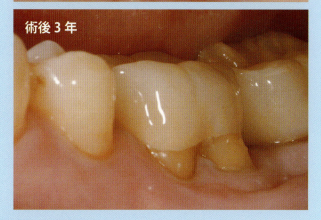
術後3年

	L	
3	5	6
3	5	5

M ← → D
B

Finish! Case 2は歯周治療を行い、その後、経過観察を経て再生療法へ移行！

Case 2 の考察

　術後2年を迎えた現在、経過は良好である。抜歯や抜根を行わずに保存を試みた理由としては

　　・根分岐部病変はⅢ度でなかったこと

　　・#36遠心の骨吸収は限局的であったこと

　　・患者のコンプライアンスがよかったこと

があげられる。

　一見、保存が難しそうな症例でも、その原因を考え、1つずつクリアーしていくことで、生体の治癒力を感じることができた症例であった。今後も歯周組織の観察と咬合のチェックをしていく必要があろう。

Case 3

Perioが疑われたが、Primary Endoだった症例

年齢・性別	49歳・男性
主訴	右下奥歯の歯肉が浮いた感じがする
歯科既往歴	特記事項なし
全身疾患	20年以上前に禁煙(現在は非喫煙者)

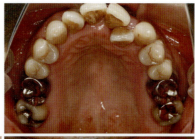
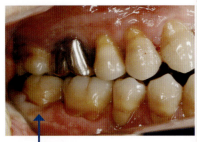

Case 3の論点
#47

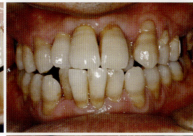
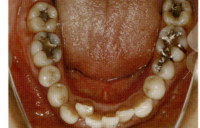

Step 1

バイタルテストは？

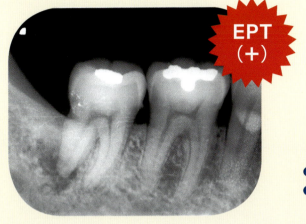

EPT（＋）

● バイタルテストの結果は、微弱ながらEPT（＋）。
● 全顎的に歯肉縁下歯石、4mm以上の歯周ポケットを認めたため、骨吸収はPerio由来か？

F.I		M=I D=I																											D=I	
Mobility																														
PPD	B	3	4	3	3	2	3	3	2	2	2	2	4	2	2	4	2	4	4	2	2	2	2	4	2	4	4	2	2	4	2	2	2	2	2	3	2	4	4	2	2
	L	4	2	4	3	2	2	2	2	2	2	2	3	3	2	4	3	2	5	5	2	3	3	3	4	3	3	4	5	2	3	3	3	3	2	2	3	3	3	3	2	3
		7		6		5		4		3		2		1		1		2		3		4		5		6		7														
PPD	L	4	2	4	4	3	4	3	2	3	2	2	2	2	4	2	2	2	4	2	3	3	2	2	3	2	2	2	2	2	2	2	2	2	2	3	2	4	4	2	4
	B	9	9	3	3	2	2	2	2	2	2	2	2	2	4	4	2	5	5	2	3	2	3	2	4	4	2	2	2	2	2	2	2	2	2	2	2	2	4	4
Mobility		1											1		1																
F.I		B=I		B=I																							B=I		B=I	

BOP=42%、PCR=35%

#47の診断

● 微弱ながらEPTに反応あり。
● エックス線写真より全顎的な歯肉縁下歯石の沈着を確認。

▶ 広範型中等度慢性歯周炎

Perio由来の骨吸収として、歯周基本治療を行っていく

3か月後の再評価の結果、2mm程度ポケットの減少を確認したが……

F.I			M=I D=I																																										D=I		
Mobility																																															
PPD	B	3	2	2	3	2	2	2	2	2	2	2	2	2	2	2	2	2	4	2	2	2	2	2	2	2	2	2	2	2	2	2	2	2	2	2	2	3	2	2	3	2	2
	L	3	2	3	3	2	2	2	2	2	2	2	2	2	2	2	3	3	2	5	5	2	3	2	2	2	3	3	2	2	2	2	2	2	2	2	2	2	2	2	2	2	2
		7			6			5			4			3			2			1			1			2			3			4			5			6			7		
PPD	L	4	2	4	3	2	2	3	2	3	2	2	2	2	2	4	2	2	2	4	2	3	3	2	2	2	2	2	2	2	2	2	2	2	2	2	2	2	2	2	2	4	2	4
	B	7	5	2	3	2	2	2	2	2	2	2	2	2	2	2	2	2	2	4	2	2	4	2	2	3	2	2	2	2	2	2	2	2	2	2	2	2	2	2	2	2	2	2
Mobility			1															1		1																								
F.I			B=I		B=I																																					B=I	B=I	

BOP=22%、PCR=24%

歯周基本治療後も、
#47には深いポケットが残った

#47に歯周外科（再生治療）を勧めたが、
患者が外科治療を拒否し、来院が途絶えた

4年後、
#47の歯肉腫脹、歯の動揺による咬合時違和感で
再来院

4年後の再来院時には、#47の歯肉腫脹、歯の動揺による咬合時痛を訴えた。

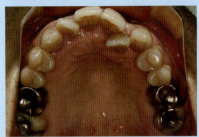
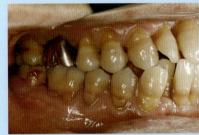
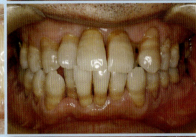
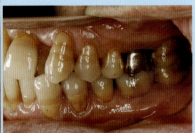
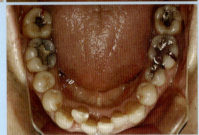

F.I		D= I																										D= I	D= I
Mobility															1	1													
PPD	B	5	4	3	3	2	2	2	2	2	2	2	3	2	2	3	2	2	2	2	2	2	4	5	2	5	4	2	2	2	2	2	2	2	2	3	2	2	2	2	5
	L	4	2	4	3	2	2		2	2	2		2	2	3	2	3	3	2	2	2	3	3	3	6	5	3	4	4	2	2	3	3	3	3	2	2	4	3	3	3	2	5
		7			6			5			4			3			2			1			1			2			3			4			5			6			7	
PPD	L	10	2	5	4	2	4	4	2	2	2	2	2	2	2	4	4	2	4	5	2	4	4	2	2	3	2	2	2	2	2	2	2	2	4	4	2	5	4	2	4
	B	10	10	3	3	2	2	2	2	2	2	2	2	2	2	4	4	2	4	4	2	2	4	2	2	2	2	2	2	2	2	2	2	2	2	4	2	5	5
Mobility		2							1			1			1															
F.I		B= II	B= II																								B= I	B= I

BOP=48%、PCR=37%

Step 1

バイタルテストは？

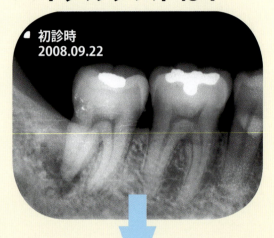

初診時
2008.09.22

透過像は増大し、遠心根の歯根吸収を認め、
歯周ポケットも深くなり、動揺度も増加。

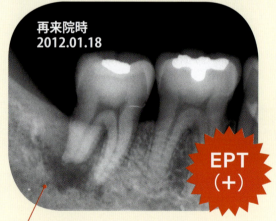

再来院時
2012.01.18

EPT（＋）

EPT（＋）だが、遠心根が吸収
頬側根分岐部病変Ⅱ度、動揺度2度
（歯根破折の可能性あり）

歯の保存は困難 & 治療の予知性は低いことを患者に説明した上で、治療を開始

- 咬合調整により動揺度の改善。
- 全顎的な歯周炎に対する歯周基本治療
  （#47 は探知できる歯石のみを除去し、過剰なデブライドメントは避ける）。
- #47 のエンド治療。

Step 3-1

エンド治療の実施

根管治療の結果、エックス線透過像、歯周ポケット、動揺度の改善を確認した。

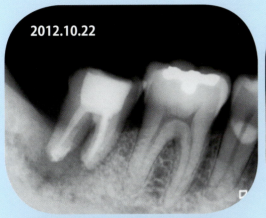
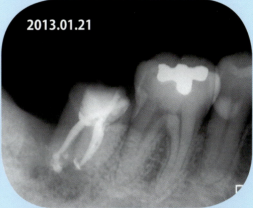
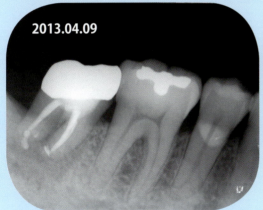

		7			6			5			4		
PPD	L	2	2	4	4	2	2	2	2	2	2	2	2
	B	2	2	3	3	2	2	2	2	2	2	2	2
Mobility													
F.I		B= I			B= I								

Finish!

補綴後2年（2015年）の
デンタルエックス線写真
で安定を確認！

Case 3 の考察

　Case 3のポイントは、初回の来院時に全顎的に歯肉縁下歯石、4mm以上の歯周ポケットを認め、電気診に陽性反応があったために歯周炎由来の病変であると判断し、感染根管の可能性を軽視したことである。端的にいえば診断の誤りである。

　一般的にエンドペリオ病変を疑うケースでは、再生可能な組織を除去しないために根管治療を先に行うが、Case 3は全顎的な歯周炎があったため歯周基本治療後、#47の根管治療を開始した。Case 3はPrimary Endoであり、結果的に歯周外科をしなかったのは正解であった。

検証・歯髄炎の原因

　従来、歯髄炎は細菌感染からのみ起こると考えられていたが、最近は咬合性外傷によっても歯髄炎になることが、下野らにより示唆*されている。

　歯が咬合力により慢性的な刺激を受けると、神経細胞の軸索反射が起こり、末端よりSubstance Pなどの神経ペプチドが放出される。それらの神経ペプチドは血管の透過性の亢進、好中球の滲出などを促し、炎症を惹起する。その結果、神経は失活していくと考えられる。Case 3はこのようなメカニズムで歯髄炎が生じたものではないだろうか。

（木村文彦）

1. 細菌性因子
- 細菌、細菌性代謝産物（毒素など）
- う蝕、歯の破折、逆行性感染、血行性感染

2. 物理的因子
① 機械的刺激
② 温度的刺激
③ 電気的刺激（異種金属の接触）

3. 化学的因子

4. 神経的因子

バイタルテストは、電気診の他に冷診、温診などを組み合わせて総合的に判断することが望まれる。なぜなら電気診でプラスだったとしても偽陽性の場合があり、注意を要するからである。電気診の偽陽性の原因として、部分的な歯髄壊死が考えられる。複根歯では一部歯髄壊死があっても電気診に反応するケースがある。電気診は簡便な機器であり、歯髄壊死を判定するのに有効であるが、複根歯や補綴処置された歯ではより注意が必要であろう[20]。

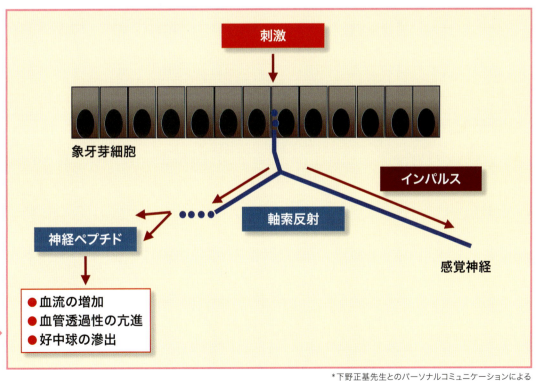

*下野正基先生とのパーソナルコミュニケーションによる

Case 4

咬合性外傷による Primary Endoが疑われる症例

年齢・性別	42歳・男性
主訴	右下が噛むと痛い、歯茎が腫れた
歯科既往歴	ブラキシズム
全身疾患	特記事項なし

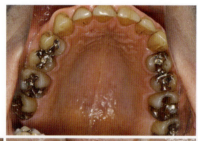
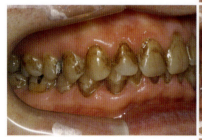
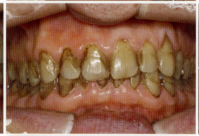
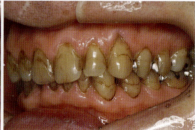

Case 4の論点
#47

Step 1 & 2

バイタルテストは？
失活しそうな原因は？

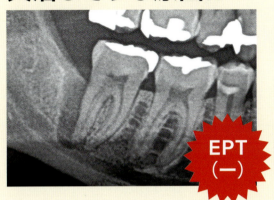
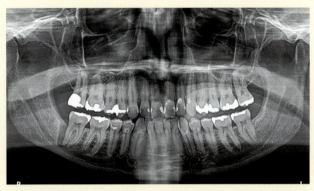

EPT
(ー)

	D	M
L	12	3	3
B	12	3	2

#47の診断

- EPTは反応なし。
- エックス線写真やCT画像より、根尖を中心とした透過像を認める。
- 他の歯に歯周病の問題はなし。

根管：歯髄壊死
根尖：慢性根尖性歯周炎

Primary Endo症例として、エンド治療から行っていく

エンド治療の流れ

#47	自発痛	圧痛	打診	治療内容
12/16/2016	ー	ー	ー	EPT（ー） Sinus Tract（ー）
9/6/2017	ー	ー	ー	アクセスキャビティー RD　RCT ▶#35 25mmで根管形成 NaOClにて根管洗浄 Ca(OH)$_2$貼薬 キャビトン仮封
9/13/2017	ー	ー	ー	RD　RCF ▶#35 25mm 　AHplus CWCT

Step 3-1

エンド治療の実施

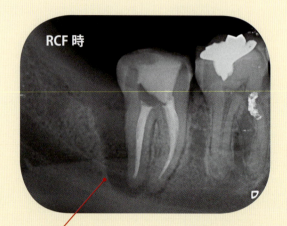

RCF 時

根管充填時には、遠心根を取り囲むようなエックス線透過像が見られる

再評価

根管充填後の3か月間、歯周基本治療を行ったものの、ポケットの劇的な改善は見られず。

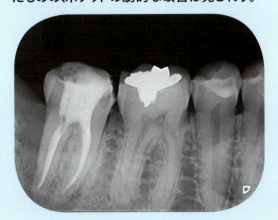

	D	M
L	10	3	3
B	10	3	2

病変がPeriodontal Lesionまで含んでしまっていると判断し、歯周外科と再生治療を実施

Step 4

追加治療としての再生治療

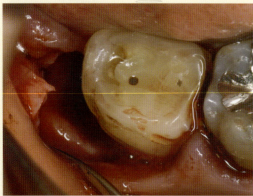

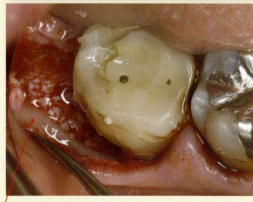

Emdogain®とBio-Oss®を併用

再生治療後はポケットも改善した！

再生治療開始時

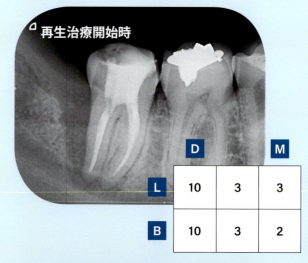

	D		M
L	10	3	3
B	10	3	2

再生治療後9か月経過時

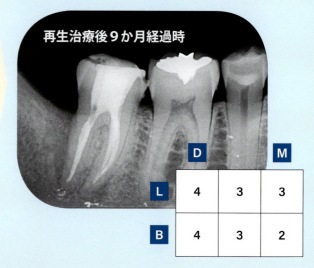

	D		M
L	4	3	3
B	4	3	2

Finish!

Case 4は、Primary EndoからのPerio Lesion Involvement（病変のペリオリージョンの巻き込み）であった！

Case 4 の考察

　Case 4は、初見からは歯髄の失活する原因が見えにくいので、ただのペリオと思われてしまいがちな症例である。しかし、他の歯にペリオの既往は見られなかった。歯髄が失活した原因としてはインレーが挙げられるが、歯髄に近接するような深さではなかった。患者にはブラキシズムの既往があることから、ブラキシズムによる過度の咬合圧も疑われた。

　Case 4は、過度の咬合力から歯髄が失活し、炎症性の物質が根尖より骨基質の密度の菲薄なところを伝播して骨基質の脱灰（Decalcification）を促進し、ポケットが形成されたところに再びプラークなどが入り込み、Periodontal Lesionも形成されてしまったと考えられる。

　EPTはマイナスであったことから、通方に従ってエンド治療を行い経過を見ていくも、抜本的なポケットの改善は見られなかったことから、Case 4では再生治療に移行し、良好な予後を得た。

　なお、患者の記憶は定かではないが、#47遠心の深いポケットは以前#48があったことの影響もあるかもしれない。

Case 5

歯根破折も疑われるが、Primary Endoだった症例

年齢・性別	41歳・女性
主訴	左上の治療中の歯がぐずぐずする
歯科既往歴	ブラキシズム
全身疾患	特記事項なし

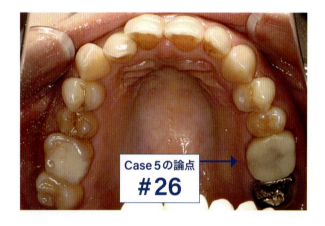
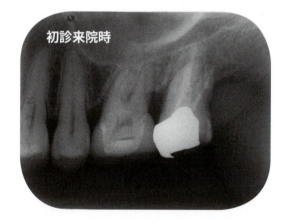

- 「近医にて、2〜3日前にメタルボンドクラウンを入れてから痛みが出た」を主訴に来院。
- ポケットなど問題を認めなかったため、新しく入れたメタルボンドクラウンの咬合などが原因の可能性もあると判断し、経過をみてもらうことになった。

4か月後、再来院

口蓋根根尖部に透過像が存在

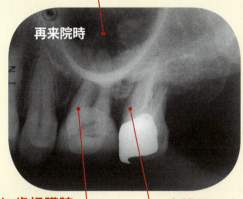

再来院時

頬側近心根に歯根膜腔の拡大および透過像

歯槽骨の水平性吸収

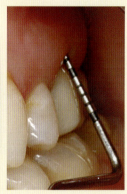

自発痛	(±) ぐずぐずする
打診痛	(±)
圧痛	(−)
咬合痛	(±)
Sinus Tract	(−)
歯肉	発赤(±)、腫脹(−)

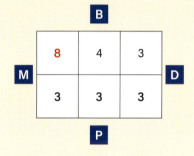

- 自発痛、打診痛、咬合痛はなし。
- 近心頬側に限局性の8mmのポケットを計測した。

#26の診断

①歯髄失活→排膿→8mmのポケット形成か？
②歯周病→8mmのポケット形成か？
③歯根破折か？
　原因は上記いずれかの可能性があるが、エックス線写真にて口蓋根根尖部に透過像を認め、かつメタルボンドクラウン上からの冷刺激でも反応がなかったことから、歯髄失活の可能性が高いと診断。

慢性根尖性歯周炎

歯根破折の可能性なども説明したうえでPrimary Endoとして治療開始

エンド治療の流れ

#16	自発痛	圧痛	打診	治療内容
5/28/2012	±	－	±	補綴物除去 EPT（－） EPT（－）
7/2/2012				RD　RCT ▶3根とも#35手用ファイルにて形成終了 イスムス形成
7/23/2012	－	－	±	RD　RCF ▶NiTiファイルにて再形成、洗浄
9/4/2012	－	－	－	RD　CWCT ▶P根：#35 15mm ▶MB根：#35 13mm ▶MD根：#35 13mm
10/15/2012				エックス線写真撮影

Step 3-1

エンド治療の実施

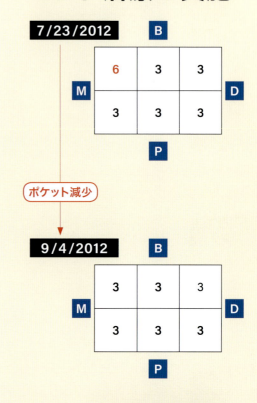

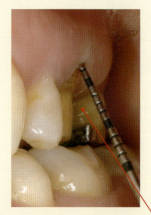

ポケットは3mmに減少

正方線撮影と偏遠心撮影により、
3根とも緊密な根管充填が確認できる。

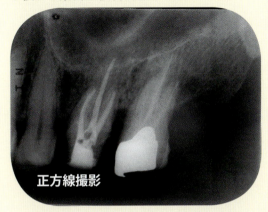
正方線撮影

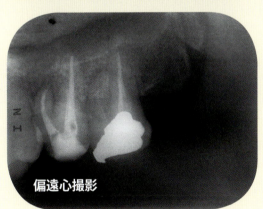
偏遠心撮影

再評価
6か月後、患者から「新しいクラウンも問題なく使用できる」と報告があった。

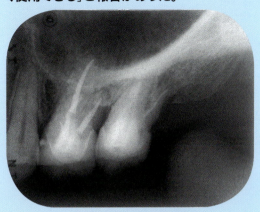

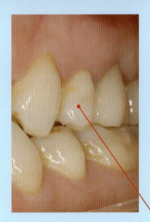

ポケットは全周3mmに！

Finish!

Case 5は、歯根破折ではなく、Primary Endo症例であった！

Case 5 の考察

　Case 5は、歯根破折をも疑われる症状を呈していた。しかし歯周ポケットが限局的に深かったのは、メタルボンドクラウンの生活歯歯冠形成により失活し、慢性根尖性歯周炎による感染の排膿路が歯周ポケットに開口した可能性が高い。限局した歯周ポケットといった歯根破折が疑われる症状があったとしても、Case 5のように別の要因によって生じている可能性もあることに注意したい。すなわち、歯根破折の診断は慎重に行うべきであり、最終的には破折線の確認ができないと確定診断はできないといえる。

　Case 5のように原因が明確に定まらないなかで治療方針を決定する場合、口内法エックス線写真の所見を踏まえ、歯髄の生活反応については、メタルボンドクラウン除去前は冷刺激などの温度診、除去後は電気歯髄診により検査し、考えていくような進めかたがいいだろう。

参考文献

1. Turner JG, Drew AH. An Experimental Inquiry into the Bacteriology of Pyorrhœa. Proc R Soc Med 1919;12(Odontol Sect):104-118.

2. Seltzer S, Bender IB, Ziontz M. The inter-relationship of pulp and periodontal disease. Oral Surg Oral Med Oral Pathol 1963;16:1474-1490.

3. Sinai IH, Soltanoff W. The transmission of pathologic changes between the pulp and the periodontal structures. Oral Surg Oral Med Oral Pathol 1973;36(4):558-568.

4. Sharp RE. The relationship of the pulp and periodontium. J West Soc Periodontol Periodontal Abstr 1977;25(3):130-142.

5. Bergenholtz G, Lindhe J. Effect of experimentally induced marginal periodontitis and periodontal scaling on the dental pulp. J Clin Periodontol 1978;5(1):59-73.

6. Hattler AB, Snyder DE, Listgarten MA, Kemp W. The lack of pulpal pathosis in rice rats with the periodontal syndrome. Oral Surg Oral Med Oral Pathol 1977;44(6):939-948.

7. Langeland K, Rodrigues H, Dowden W. Periodontal disease, bacteria, and pulpal histopathology. Oral Surg Oral Med Oral Pathol 1974;37(2):257-270.

8. Schmidt JC, Walter C, Amato M, Weiger R. Treatment of periodontal-endodontic lesions--a systematic review. J Clin Periodontol 2014;41(8):779-790.

9. Kipioti A, Nakou M, Legakis N, Mitsis F. Microbiological findings of infected root canals and adjacent periodontal pockets in teeth with advanced periodontitis. Oral Surg Oral Med Oral Pathol 1984;58(2):213-220.

10. Kobayashi T, Hayashi A, Yoshikawa R, Okuda K, Hara K. The microbial flora from root canals and periodontal pockets of non-vital teeth associated with advanced periodontitis. Int Endod J 1990;23(2):100-106.

11. Pereira CV, Stipp RN, Fonseca DC, Pereira LJ, Höfling JF. Detection and clonal analysis of anaerobic bacteria associated to endodontic-periodontal lesions. J Periodontol 2011;82(12):1767-1775.

12. Kirkham DB. The location and incidence of accessory pulpal canals in periodontal pockets. J Am Dent Assoc 1975;91(2):353-256.

13. Shoha RR, Dowson J, Richards AG. Radiographic interpretation of experimentally produced bony lesions. Oral Surg Oral Med Oral Pathol 1974;38(2):294-303.

14. De Deus QD. Frequency, location, and direction of the lateral, secondary, and accessory canals. J Endod 1975;1(11):361-366.

15. Bender IB, Seltzer S. The effect of periodontal disease on the pulp. Oral Surg Oral Med Oral Pathol 1972;33(3):458-474.

16. Herrera D, Retamal-Valdes B, Alonso B, Feres M. Acute periodontal lesions (periodontal abscesses and necrotizing periodontal diseases) and endo-periodontal lesions. J Periodontol 2018;89 Suppl 1:S85-S102.

17. Weisleder R, Yamauchi S, Caplan DJ, Trope M, Teixeira FB. The validity of pulp testing: a clinical study. J Am Dent Assoc 2009;140(8):1013-1017.

18. Perlmutter S, Tagger M, Tagger E, Abram M. Effect of the endodontic status of the tooth on experimental periodontal reattachment in baboons: a preliminary investigation. Oral Surg Oral Med Oral Pathol 1987;63(2):232-236.

19. de Miranda JL, Santana CM, Santana RB. Influence of endodontic treatment in the post-surgical healing of human Class II furcation defects. J Periodontol 2013;84(1):51-57.

20. Rotstein I, Simon JH. Diagnosis, prognosis and decision-making in the treatment of combined periodontal-endodontic lesions. Periodontol 2000 2004;34:165-203.

**その歯の保存をあきらめない
エンドペリオ病変はこう治す！**

2019 年 6 月 24 日　第 1 版第 1 刷発行
2020 年11月 25 日　第 1 版第 2 刷発行

著　　　　　　木村 文彦／神成 貴夫／篠田 和明／和田 恵
発行人　　　　畑 めぐみ
装丁・デザイン　鮎川 廉
発行所　　　　インターアクション株式会社
　　　　　　　東京都武蔵野市境南町 2-13-1-202
　　　　　　　電話　　070-6563-4151
　　　　　　　FAX　　042-290-2927
　　　　　　　web　　http://interaction.jp
印刷・製本　　シナノ印刷株式会社

© 2019　インターアクション株式会社　　　　　禁無断転載・複写
Printed in Japan　　　　　　　　　　　落丁本・乱丁本はお取り替えします
ISBN 978-4-909066-17-6 C3047
定価は表紙に表示しています